AF379625

COCO CHANEL

FIN

Una diseñadora en el exilio

Por Sandrine Papleux
Traducido por Marina Martín Serra

Historia   en50MINUTOS.es

50MINUTOS.ES

Si quieres ampliar tus conocimientos pero tienes poco tiempo... ¡50 Minutos es para ti!

En menos de una hora, descubre todos los secretos de un tema en concreto. Puedes elegir entre colecciones tan variadas como:

- **Historia**, para descubrir las claves que han marcado el rumbo del mundo.
- **Economía y empresa**, para entender las principales teorías y conceptos que rigen el mundo económico.
- **Coaching**, para sacar el máximo partido a tus capacidades tanto a nivel personal como profesional.
- **Arte y literatura**, para descubrir todo aquello que siempre quisiste saber sobre el mundo de las humanidades.
- **Salud y bienestar**, para explorar nuevos horizontes que mejorarán tu calidad de vida.
- **Book Review**, para estar al corriente de todos los superventas que te ayudarán a triunfar.

Nuestras obras, escritas de forma clara y práctica, te abrirán las puertas del conocimiento en un abrir y cerrar de ojos y te ayudarán a triunfar en la vida y ser más feliz.

COCO CHANEL

- **¿Nacimiento?** El 19 de agosto de 1883 en Saumur (Maine-et-Loire), Francia.
- **¿Muerte?** El 10 de enero de 1971 en París.
- **¿Principales aportaciones?** La brillante diseñadora vanguardista Coco Chanel contribuyó a la liberación de la vestimenta femenina y creó un imperio en la alta costura.

¿Quién habría podido imaginar que Gabrielle Chanel, una joven huérfana y pobre destinada a ser una costurera anónima, se convertiría un día en una leyenda de la moda? Gabrielle vivió los días más oscuros de la historia del siglo XX —desde sus dos guerras hasta la Gran Depresión— y supo identificar las necesidades de su tiempo: intentó simplificar el vestuario femenino e hizo que sus prendas fueran más agradables de llevar. Oportunista, determinada e intransigente, nunca retrocedió ante nada ni nadie, y se esforzó mucho para salir de su condición precaria y alcanzar un nivel social más alto. A menudo, decía: «Si naciste sin alas, no hagas nada para evitar que crezcan» (Valdés 2016).

Sin hacer caso de lo que la sociedad considera que es apropiado en ese tiempo y para la mujer, vivió según sus propias reglas y supo liberarse del patriarcado e ir más allá de las barreras de su propia condición. En el siglo XX Gabrielle Chanel, llamada Coco, es la primera mujer que crea un imperio en la alta costura. Con la frase que pronunció una noche, «Que mi leyenda siga su camino, le deseo buena y larga vida» (Inside Chanel 2017), no podía estar más cerca de la realidad.

¿SABÍAS QUE...?

La tradición dice que el apodo de Coco viene de la canción que Gabrielle cantaba cada tarde en la Rotonde, *Qui qu'a vu Coco dans l'Trocadéro?* (que en español se traduciría por «¿Quién ha visto a Coco en el Trocadero?»). Sin embargo, también podría ser el diminutivo de «Cocotte», una palabra que en francés a menudo se asocia con las mujeres que cuidan su imagen.

BIOGRAFÍA

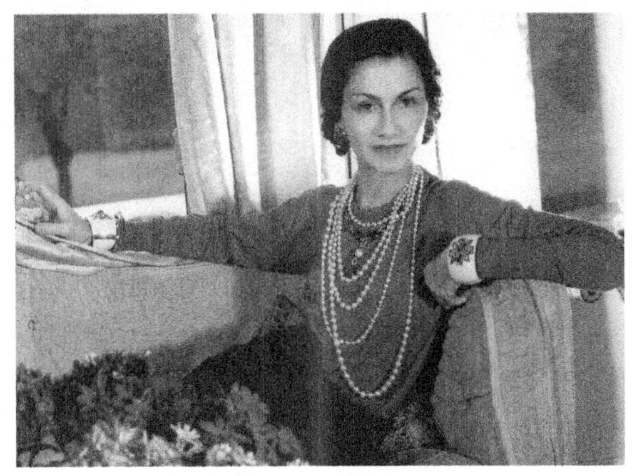

| Retrato de Coco Chanel por Boris Lipnitzki.

LA TRANSFORMACIÓN DE GABRIELLE EN COCO

Gabrielle Bonheur Chanel nace el 19 de agosto de 1883 en Saumur (Maine-et-Loire). Hija de padre comerciante o vendedor ambulante y de madre lavandera y planchadora, la infancia de Gabrielle, marcada por la pobreza, es difícil: cuando tan solo tiene 12 años, su madre muere —a la edad de 33 años—, y la envían al orfanato de la abadía cisterciense de Aubazine en Corrèze, junto con sus hermanas Julia-Berthe (1882-1912) y Antoinette (1887-1919). Gabrielle siempre dirá que su padre se marchó a América para enriquecerse pero, sea como fuere, nunca más volverán a verse.

Durante los seis años que pasa en un orfanato, Gabrielle aprende los rudimentos de la costura. A continuación, estudia en el instituto Notre-Dame de Moulins, donde perfecciona sus habilidades para la profesión de costurera y se encuentra con su tía Adrienne. Con ella, en 1903 entrará como costurera en Casa Grampayre, un taller especializado en ajuar y canastillas. Gabrielle, que cose durante todo el día, se distrae cantando por la tarde frente a un público de militares en la Rotonde, donde conocerá a Étienne Balsan (1878-1953), un rico propietario de caballos de carreras, su futuro amante. Más adelante, se mudará con él a su castillo de Royallieu, en Compiègne.

DE BALSAN A CAPEL: EL DESPEGUE HACIA LA LIBERTAD

En Royalliue, Coco sobresale porque se niega a montar a caballo a la amazona y porque la ropa que lleva está inspirada en la vestimenta masculina. Los sombreros que confecciona tampoco pasan desapercibidos, gracias a su simplicidad: Coco acaba con los sombreros voluminosos y empieza a llevarlos muy bajos en la frente. Émilienne d'Alençon (1869-1946), bailarina de cabaret, cortesana y amiga de Balsan, le compra uno y lo lleva durante una carrera de hípica: todas las miradas de las damas de la alta sociedad se ponen sobre ella.

Asimismo, en esta época conoce al que se convertirá en el amor de su vida: el inglés Arthur Capel (1881-1919), apodado Boy, un hombre hecho a sí mismo. Aunque con Balsan descubre el universo de la equitación y aprende las reglas mundanas de la alta sociedad, alzará el vuelo con Capel. Tras rendirse a sus encantos, deja a Balsan y se marcha para vivir con Boy. Gracias a los fondos que le presta su nuevo amado, puede abrir su primera *boutique* de sombreros en París, en el número 21 de la calle Cambon: es el comienzo de Chanel Modes. Tres años después, en 1913, se abre otra tienda en Deauville, en la que Coco desarrolla una moda simple, flexible y funcional, adaptada a la playa.

LA PRIMERA GUERRA MUNDIAL: LA SUERTE EMPIEZA A SONREÍR

Cuando se anuncia la guerra, muchas mujeres de la alta sociedad y de la burguesía se van a refugiar en Deauville. Ante el horror del conflicto y el racionamiento de los materiales textiles, la ropa opulenta se considera indecente, dando paso a la sobriedad. Aunque la *boutique* de París cierra sus puertas, Chanel aprovecha la coyuntura para mantener abierta la de Deauville. A causa de la falta de mano de obra doméstica y de la participación de las mujeres en el esfuerzo de guerra, la ropa debe ser cómoda. Coco entiende estas necesidades a la perfección: su estilo, elegante y funcional, responde a la perfección a esta demanda. Su éxito es absoluto y, en 1915, se produce la apertura de una tercera *boutique* en Biarritz.

Cuando acaba la guerra, en noviembre de 1918, Chanel domina el mercado de la moda y dispone de una *boutique* que abre sus puertas en el número 31 de la calle Cambon. Sin embargo, la felicidad de esa época queda truncada en 1919, primero a causa de la muerte de Boy Capel, que sumirá a Coco en el desconsuelo, y pocos meses después a causa del fallecimiento de su hermana Antoinette.

Coco Chanel —que a menudo se hace llamar Mademoiselle— muestra con orgullo su pelo corto, aunque la moda exigiría que lo llevara largo. Sin embargo, Chanel no eligió realmente llevarlo así; según lo que dice, se habría tratado de un accidente: mientras se arreglaba para pasar una velada en la ópera, su calentador explotó y expulsó una gran cantidad de hollín que le cubrió el pelo. Inmediatamente después, Coco se los cortó, haciendo caso omiso de los criterios de belleza de la época.

EL IMPERIO SE FORTALECE

El París de la posguerra está dominado por la cultura, las artes y la moda. En ese momento, Chanel conoce a los mayores artistas de la época gracias a su gran amiga Misia Sert (1872-1950): Diaghilev (mecenas ruso, 1872-1929), Ravel (compositor francés, 1875-1937), Picasso (pintor, grabador y escultor español, 1881-1973), e incluso Cocteau (escritor y cineasta francés, 1889-1963). Es un buen momento para Coco, que crea trajes para Dullin (actor y director francés, 1885-1949) y también para Cocteau, además de financiar el balé *La consagración de la primavera*, de Stravinsky (compositor ruso, 1882-1971). En lo que se refiere al corazón, inicia un romance con Diaghilev y luego con Dimitri Pávlovich (experto en aerodinámica ruso, 1882-1962), que le da la inspiración del estilo ruso y del perfume Chanel N.º 5. Asimismo, será amante del poeta Pierre Reverdy (1889-1960) y del diseñador Paul Iribe (1883-1935). Sin embargo, no se enamorará de nuevo hasta que conozca al segundo duque de Westminster Hugh Grosvenor (1879-1953), cuyo armario le servirá de inspiración para inventar el estilo inglés.

En 1926, Coco hace historia al proponer el vestido corto negro, un color que hasta ese momento estaba asociado con el luto y con los trabajos domésticos. El imperio de Chanel continúa prosperando durante los años veinte y sobrevive al crac bursátil de 1929. Alcanza una fama sin precedentes, hasta el punto de que le piden que vaya a los Estados Unidos para vestir a las estrellas más importantes de Hollywood. Cuando vuelve a París, elige instalarse en el Ritz.

LOS DÍAS NEGROS

Coco, tras haber dominado el panorama de la moda durante varias décadas, verá peligrar su felicidad durante los años treinta, ya que aparecerá una importante competidora para ella: la estilista Elsa Schiaparelli (1890-1973). Ambas mujeres experimentan un odio mutuo, y se adentran en una guerra abierta para obtener el título de reina de la moda.

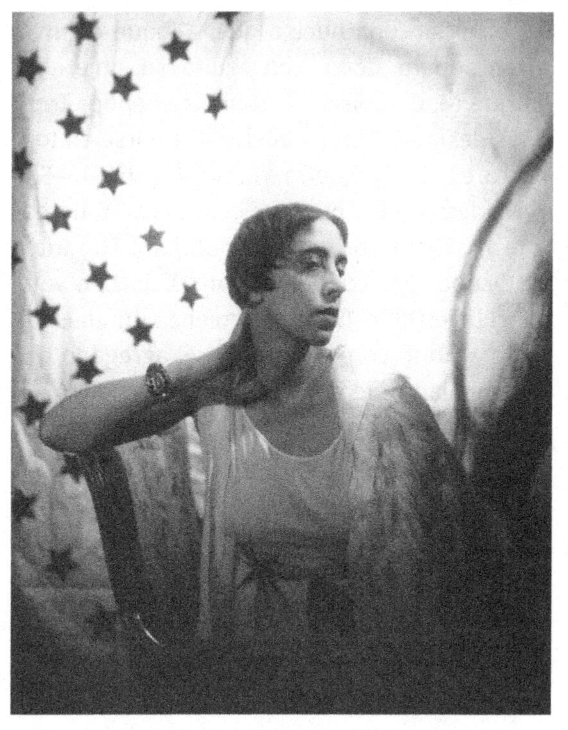

| Retrato de Elsa Schiaparelli por Cecil Beaton, 1928.

A continuación, sufre las consecuencias de la revuelta social: en 1936, sus trabajadoras quieren obtener mejores condiciones laborales e inician una huelga que, aunque es una afrenta para Coco, conseguirá su objetivo, ya que Mademoiselle termina cediendo. Tres años después, Europa vuelve a sumirse en los horrores de la guerra mundial (1939-1945), y Mademoiselle prefiere cerrar sus talleres y la mayor parte de sus *boutiques*. Durante la Ocupación, conoce a Hans Günther von Dincklage (1896-1974), y comienza un apasionado amorío con él. El hombre, agregado de la embajada alemana en París, también es espía para la Abwehr (servicios de inteligencia alemanes) y pone en contacto a Coco con los servicios secretos nazis. Tras la liberación de París en 1944, Coco se exilia en Suiza para evitar ser perseguida por colaboracionismo.

CHANEL: EL RETORNO

Desde el exilio de Chanel, la moda pasa de nuevo a manos de los hombres, que embuten a las mujeres en corsés y ligas y las encarcelan debajo de enaguas. Para Coco, se trata de un ultraje.

Después de años de ausencia, con 70 años

vuelve a abrir sus talleres en París y trabaja en una nueva colección que no será bien recibida por la prensa europea. Su salvación vendrá de los Estados Unidos, que halagarán su bolso acolchado 2.55, sus zapatos bicolores, su perfume Chanel N.º 19 y su famoso traje de *tweed*. Aunque Coco se mantiene discreta durante los años sesenta y la Revolución *hippie*, sigue trabajando igual. Sin embargo, no verá el desfile de su última colección ni el reconocimiento de la crítica: Mademoiselle muere el 10 de enero de 1971, a la edad de 87 años. Es enterrada en Lausana (Suiza), en el cementerio de Bois-de-Vaux, en una tumba diseñada por ella misma.

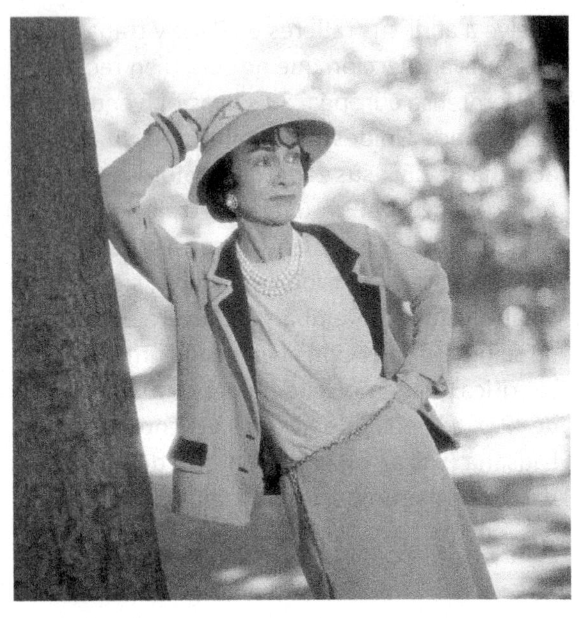

| Retrato de Coco Chanel en las Tullerías por Willy Rizzo, 1957.

CONTEXTO

La vida de Coco Chanel está influida por los grandes acontecimientos del siglo XX: Mademoiselle vivirá las dos guerras mundiales, los años locos y la Gran Depresión.

LA PRIMERA GUERRA MUNDIAL

En el siglo XIX, tras los conflictos que asolan Europa, las principales potencias europeas empiezan una carrera armamentística para fortalecer su dispositivo militar. Entonces, entre las grandes potencias se crea un clima de tensión.

El 28 de junio de 1914, el heredero al trono austrohúngaro y su esposa son asesinados en Sarajevo por un nacionalista serbio de Bosnia: es la chispa que encenderá la mecha. Austria-Hungría acusa a Serbia injustamente del asesinato y le declara una guerra preventiva. Mediante el mecanismo de las alianzas diplomáticas, las grandes potencias europeas van entrando en el conflicto. Alemania, Austria-Hungría e Italia forman la Triple Alianza, mientras que Francia, el Reino Unido y la Rusia imperial se unen para formar la Triple Entente.

El primer año de la guerra está marcado por una serie de ofensivas rápidas y sangrientas. En el frente oriental, Rusia se enfrenta al ejército alemán y logra penetrar en Prusia Oriental, mientras Austria-Hungría sufre una derrota en Serbia. En el frente occidental, se produce la Carrera al Mar, con el fin de hacerse con el control de los puertos. El ejército alemán queda bloqueado en el frente de Flandes por el ataque de los Aliados en Ypres. La situación parece estancarse, por lo que los soldados se entierran en trincheras y, durante un año, las tropas están frente a frente y se lanzan ofensivas mortíferas. Ambos bandos sufren las duras consecuencias de la penosa vida en las trincheras: las municiones escasean y el número de bajas es importante. Además, de forma progresiva, el conflicto se hace global: Japón e Italia, aunque inicialmente son miembros de la Triple Alianza, se acaban sumando a la Triple Entente, y el Imperio otomano declara la guerra a Rusia y sus aliados.

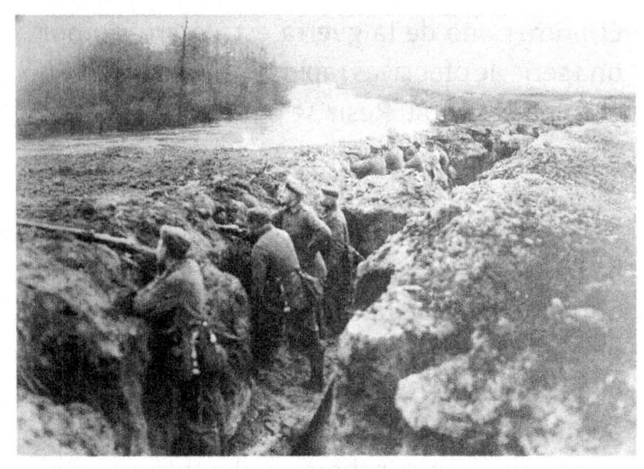

| Foto tomada en las trincheras alemanas, en el frente del Aisne.

La guerra, que debía durar poco, se eterniza, y los soldados están cansados. Algunos se sublevan en Rusia, y se producen altercados en las sociedades: se oye el sonido de la revolución. Francia y el Reino Unido implican a sus colonias en el conflicto y los refuerzos estadounidenses de hombres y material intervienen para ganar la guerra. Rusia, que ya no puede sostener el esfuerzo, firma un tratado de paz con Alemania en marzo de 1918. Entonces, el ejército alemán mueve a sus fuerzas del frente oriental hacia el frente occidental, donde cruzan el Marne. El ejército francés, con la ayuda de sus aliados, lanza una serie de contraataques que tienen resultados devastadores para el ejército alemán. Este último acaba capitulando y, finalmente, se firma el armisticio el 11 de noviembre de 1918.

Al final de la guerra, Europa se enfrenta a unas consecuencias económicas y sociales sin precedentes: el balance de víctimas es muy elevado, con más de 9 millones de muertos y 6 millones de personas inválidas; asimismo, a la producción industrial y agrícola, que estaba totalmente centrada en la guerra, le cuesta reactivarse.

EL PAPEL DE LAS MUJERES EN LA GUERRA

Con la guerra y el envío de hombres al frente, el día a día de las mujeres se ve alterado: además de su papel tradicional de madres y esposas, tienen que asumir nuevas responsabilidades en sectores que, hasta ese momento, estaban reservados para los hombres. En el campo, tienen que llevar a cabo las tareas agrícolas. Asimismo, muchas trabajan como enfermeras en los hospitales, asisten a los médicos en los campos de batalla o trabajan en las fábricas de municiones. Aunque para algunas estos trabajos serán los primeros pasos hacia la emancipación, para la mayoría de ellas la posguerra implicará volver al lugar que ocupaban antes.

EL PERIODO DE ENTRE GUERRAS

Los años locos

Al final del conflicto, un movimiento de euforia se adueña de la Europa de los vencedores. La sociedad recupera el placer de divertirse y vuelve a mostrar interés por la cultura. Además, la presencia estadounidense en el Viejo Continente conlleva una renovación cultural. En París, nace una verdadera pasión por los Estados Unidos y su modo de vida: el charlestón y el *jazz* pronto irrumpen en todos los cabarés. En poco tiempo, París se convierte en la capital de las artes y en un lugar de encuentro de los artistas e intelectuales.

Aunque los años locos aún están caracterizados por una cultura de las élites, en paralelo surge otra cultura, llamada popular: el deporte tiene mucho éxito entre las clases obreras; aparecen nuevos artistas-cantantes y las revistas de *music hall* se dirigen a un público cada vez más numeroso. Aunque la época está dominada por la efervescencia, la despreocupación y el placer, también está marcada por una cierta prosperidad y por un fuerte crecimiento económico, ya que la aparición de nuevos productos y servicios en el mercado estimula la economía. Sin embargo, el crac de 1929 pronto marcará el fin de este periodo.

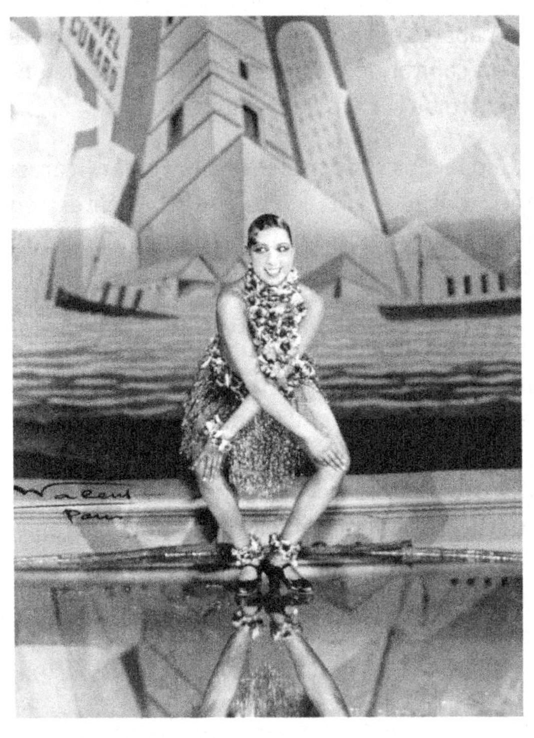

| Joséphine Baker baila charlestón en el Folies-Bergère en 1926.

La Gran Depresión

En la primavera de 1929, la economía de los Estados Unidos se ve perjudicada: la producción automovilística y agrícola se desacelera; los beneficios de las empresas caen, lo que preocupa a los accionistas y a los bancos que, aun así, siguen ofreciendo préstamos. La cotización de algunas acciones sube de forma drástica. El jueves 24 de octubre de 1929, se registran importantes ventas de acciones en Wall Street, que causan el colapso del mercado de valores y, poco a poco, los bancos estadounidenses quiebran.

La depresión también afecta a Europa, que tiene que devolver los préstamos que los bancos de los Estados Unidos le concedieron para su reconstrucción. En muchos países, las consecuencias del crac darán lugar a una devaluación de la moneda, a un aumento del desempleo y de la pobreza y a la inestabilidad política. En Francia, sus efectos se palparán un poco más tarde (1931), pero la crisis se ve agravada por la agitación política: la bajada de los precios y de los salarios decidida por el

Gobierno provoca disturbios dirigidos por los movimientos de derechas. Como respuesta, los partidos de izquierdas se organizan en un frente popular y ganan las elecciones legislativas de 1936, lo que comportará que, en mayo del mismo año, se produzca una huelga que paralizará todo el país.

LA SEGUNDA GUERRA MUNDIAL

Los diversos tratados de paz que ponen fin a la Primera Guerra Mundial conducen a la frustración y al deseo de reconquista de los vencidos. Este resentimiento se ve agravado por los efectos de la Gran Depresión, que lleva a algunos Estados a adoptar medidas proteccionistas en el plano económico para las democracias y en el plano militar para las dictaduras fascistas. Este deseo expansionista de la Alemania nazi y del régimen fascista italiano sumergirá a Europa en un conflicto que involucrará a casi todas las naciones del mundo.

Por orden de Hitler (1889-1945), el ejército del Tercer Reich invade Polonia el 1 de septiembre de 1939. A continuación, los alemanes toman Noruega, Dinamarca, los Países Bajos, Luxemburgo y Bélgica, lo que provoca la entrada en la guerra de Francia y el Reino Unido. Tras la invasión de Francia, la mayoría de los territorios europeos se encuentran bajo el yugo del Eje (la Alemania nazi y la Italia fascista).

La colaboración en Francia

A partir de junio de 1940, el Gobierno de Vichy pone en marcha una política de colaboración. A través de un mensaje difundido por radio, el mariscal Pétain (1856-1951) anima a los franceses a colaborar con el ocupante. Esta colaboración se manifiesta de varias maneras, que van desde las detenciones de resistentes y de opositores políticos hasta la creación de una milicia francesa que sustituye a la Gestapo. En 1943, aparecen las leyes antisemitas que facilitarán las expulsiones y las deportaciones de los judíos, así como las expoliaciones de bienes materiales y de sus comercios. Algunos franceses, impulsados por miedo o por convicción, colaboran con los ocupantes durante la Ocupación, y unos cuantos incluso se convierten en agentes para la Abwehr. Durante la Liberación, Francia vive un periodo de purga en el que la población arremete contra los colaboradores, a veces de forma violenta.

En 1941, Hitler ordena que se invada la Unión Soviética, aunque las dos potencias habían establecido un pacto de no agresión. Eso provoca la entrada inmediata de los soviéticos al bando de los Aliados. En el mismo momento, en Asia, la negación de Japón a liberar los territorios ocupados incita a los Estados Unidos a declarar un embargo sobre el petróleo. Como respuesta, el emperador japonés da luz verde al ataque de Pearl Harbor (7 de diciembre de 1941), que provocará la entrada en guerra de los Estados Unidos. En ese momento, la mayor parte de las naciones del mundo están implicadas en el conflicto, que terminará con la rendición incondicional del Tercer Reich (el 8 de mayo de 1945) y con la de Japón (2 de septiembre de 1945), tras el bombardeo nuclear de Hiroshima y de Nagasaki a manos del ejército estadounidense.

Esta guerra absoluta, que elimina la diferencia entre la esfera civil y militar, será el conflicto armado más sangriento y con mayor alcance que jamás haya vivido la humanidad.

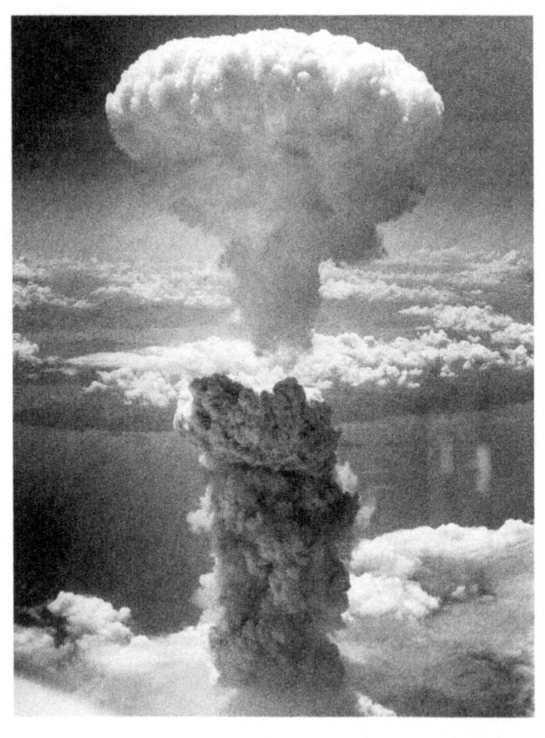

| Foto de la explosión nuclear sobre Nagasaki.

MOMENTOS CLAVE

La ambición de Chanel siempre será salir de su condición para ascender socialmente, y no habrá nada que haga que se aleje de su objetivo. Los momentos clave de Coco están marcados tanto por los hombres que conoce y a los que ama como por la actualidad.

LOS INICIOS DE COCO

En la fuente de su inspiración: la abadía de Aubazine

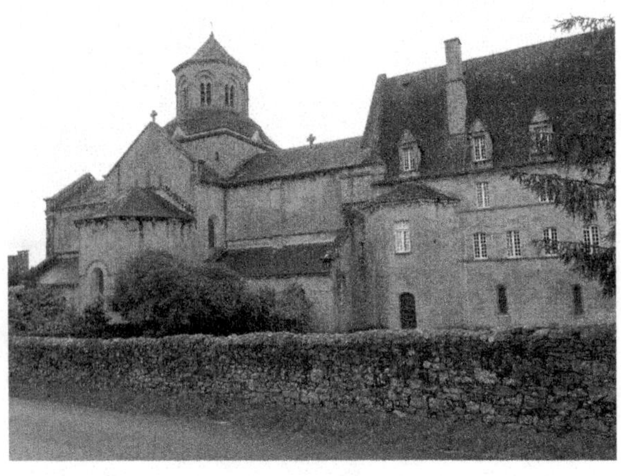

| La abadía de Aubazine.

La arquitectura sobria de la abadía cisterciense de Aubazine habría inspirado a Coco Chanel para crear su ropa con líneas depuradas. Asimismo, Coco se habría inspirado en los uniformes de las monjas, tomando su austeridad y el blanco y negro, colores que le gustan de un modo especial. La exuberancia de los objetos religiosos la fascina y despierta su atracción por el oro y las piedras preciosas. Así, su logo estaría inspirado en las letras C entrelazadas de las vidrieras abaciales.

Los inicios de la gran aventura: Arthur Capel y Chanel Modes

Boy Capel es el primer amor de Gabrielle Chanel. Su relación durará diez años durante los que la joven se codeará con pintores, actores y escritores. Es el primero en creer en ella de verdad, e incluso llega a prestarle los fondos necesarios para que pueda empezar en el mundo de la moda. En 1910 se abre Chanel Modes en París, donde Coco crea sombreros simples, más ligeros, más elegantes, sin plumas ni extravagancias, que compra en las galerías Lafayette antes de transformarlos.

Sus primeras clientas son las mujeres galantes, amigas y conocidas de Royallieu, al menos hasta que la actriz Gabrielle Dorziat (1880-1979) es fotografiada en el escenario con uno de sus sombreros. Pronto todo París llevará sus confecciones y Chanel Modes se convertirá en un negocio rentable.

Durante una estancia en Deauville, Arthur Capel se da cuenta de que la localidad balnearia, lugar de vacaciones de los ricos, sería un mercado interesante para Coco. Por consiguiente, le alquila una tienda frente al mar. Boy no se equivocaba: en Deauville, Coco cosecha su primer éxito como diseñadora de moda. Allí, lanza su primer vestido de punto inglés con un corte ancho que hace que el corsé sea superfluo y que, según cuenta la leyenda, habría entallado a partir de un suéter de su amante. Sin embargo, son pocas las mujeres de esa época que se atreven a usar este tipo de vestido. La mentalidad no evolucionará hasta la Primera Guerra Mundial, con la escasez de tejidos y la falta de mano de obra doméstica resultantes de ella. Coco Chanel se da cuenta de esto y crea prendas sencillas y prácticas, más adecuadas a las condiciones del momento. Para lograrlo, utilizará el punto, un tejido que no está entre los racionados y que resulta ser barato y flexible. Además de eso, logra imponer la chaqueta de punto, la chaqueta abotonada y la marinera, una camiseta con rayas horizontales de dos colores inspirada en los marineros. Chanel se atreve con todo: el estilo andrógino, el pelo corto y la tez bronceada. Rápidamente, la gente adopta su *look*, que se extiende por todo el país. Valiéndose de este éxito, Chanel, que todavía recibe ayuda financiera de Capel, abre una tercera tienda en Biarritz.

Al final de la guerra, Chanel tiene varias casas de moda y emplea a más de 300 trabajadoras. Con el objetivo de dejar de ser una mujer mantenida, le devuelve todo el dinero prestado a Capel. Aunque esto marca el final de su colaboración, su amistad durará hasta la muerte de Boy en 1919. Para no sucumbir a la tristeza, Coco se vuelve a sumergir en el trabajo.

LA CONSOLIDACIÓN DE SU IMPERIO

La influencia rusa: Dimitri Pavlóvich y Chanel N.º 5

En 1920, Chanel conoce al gran duque de Rusia Dimitri Pavlóvich, uno de los únicos Romanov supervivientes de la masacre de la Revolución bolchevique. Pavlóvich se convierte en su amante y le presenta a su hermana y a sus amigos. A su lado, Coco descubrirá la cultura eslava, que influirá en sus creaciones: tomará la *roubachka* (una blusa típica que llevan las campesinas rusas), las pellizas (abrigos forrados de piel), las joyas bizantinas y las pieles. En las prendas que confecciona también resalta los motivos folclóricos eslavos, hechos con perlas y bordados, cuya elaboración se confía a la casa Kitmir, dirigida por la hermana del duque: la gran duquesa María Pávlovna (1890-1958).

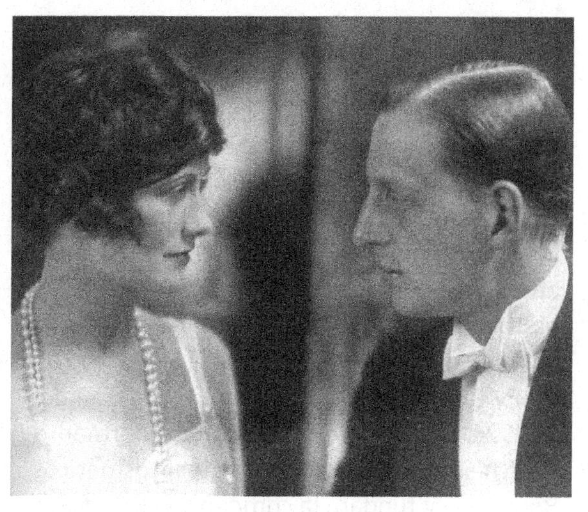

| Coco y el gran duque de Rusia.

Durante un viaje a Grasse (departamento de los Alpes Marítimos), Dimitri le presenta a Ernest Beaux, perfumista francés que trabaja para la corte de Rusia, con el que Coco imaginará una fragancia inimitable, sobria y elegante, «un perfume de mujer con olor a mujer», como tan acertadamente lo define ella (La Voz de Galicia 2013). El perfume, llamado Chanel N.º 5, trastorna los códigos de la perfumería: si en la perfumería del siglo

XIX era característico el uso del perfume de una sola nota (una única fragancia), Coco prefiere usar un conjunto de 80 aromas entre los que destaca el jazmín de Grasse, la rosa de mayo, el sándalo de Mysore, el ylang ylang de las Comoras y el vetiver de Borbón. Para que los olores duren más, Ernest Beaux añade aldehídos, cuerpos sintéticos derivados de los hidrocarburos que en ese momento se utilizan muy poco. El perfume se lanza el 5 de mayo de 1921 y tendrá un gran éxito en Europa cuando, en 1924, Chanel se asociará con los hermanos Wertheimer —directores de los cosméticos Bourjois— y fundará la compañía Les Parfums Chanel, de la que solamente poseerá una pequeña parte. Después de la Segunda Guerra Mundial, cuando los soldados estadounidenses regresan a su país, el perfume se exporta al otro lado del Atlántico. En 1952, Marilyn Monroe (1926-1962) hará de él una leyenda al confesar que para dormir solamente usa su Chanel N.º 5. El perfume por sí solo le hará ganar millones a Coco y, aunque creará otros, Chanel N.º 5 seguirá siendo siempre el emblema de la casa.

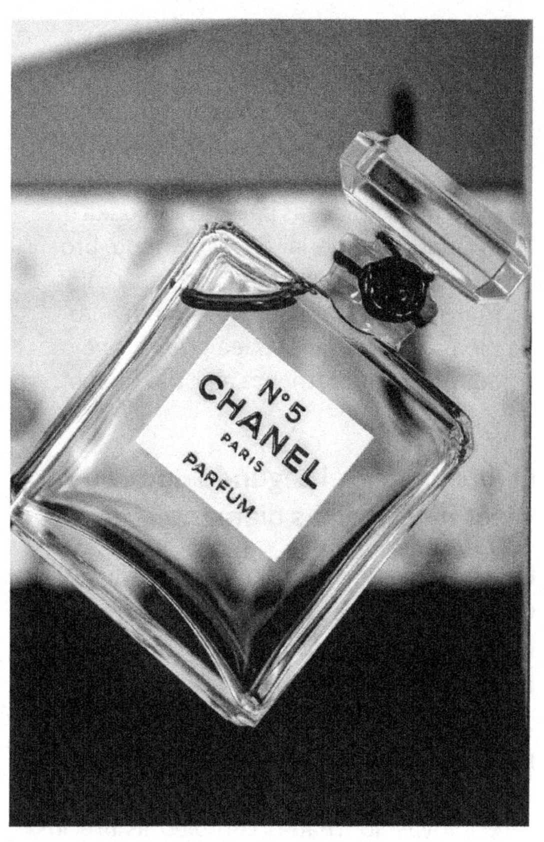

| Botella del perfume Chanel N.º 5.

El *look* inglés: el segundo duque de Westminster y los diamantes

En 1923, Chanel conoce en Montecarlo a Hugh Grosvenor, un aristócrata británico que se convertirá en su segundo gran amor verdadero y con quien mantendrá una relación que durará seis años. Durante el tiempo en el que están juntos, Grosvenor la lleva a sus propiedades inglesas y a sus castillos, la invita a sus yates, le ofrece joyas adornadas con piedras preciosas que Chanel desmonta y vuelve a montar para crear joyas únicas, y collares de perlas que se convertirán en la firma de Mademoiselle.

Del estilo inglés, Chanel adopta el corte recto de las chaquetas de *tweed* que usan los *gentlemen*, así como su suéter y el chaleco de sus criados. Asimismo, se apropia de la marinera de punto, de los pantalones con cinturón y de la boina de la tripulación del yate del duque, y los adapta para que entren en el armario de las mujeres.

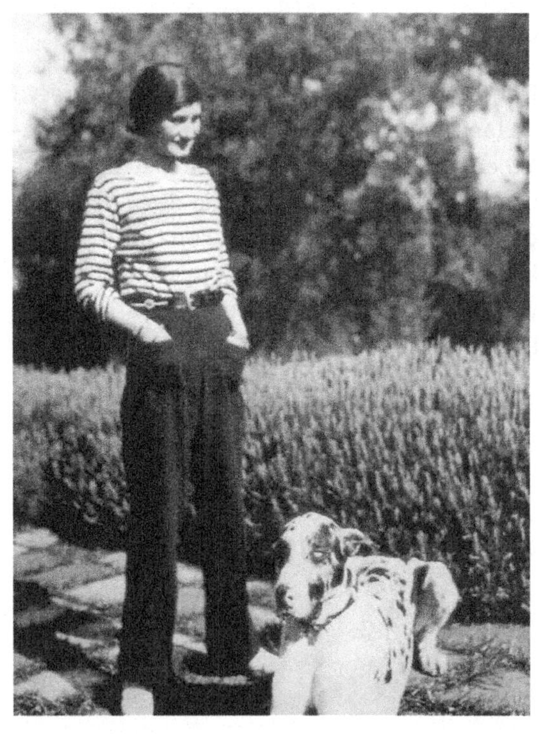

| Coco Chanel con marinera y pantalón con cinturón, 1928.

En esta época, Chanel cultiva su gusto por las joyas, las piedras y los strass. En 1932, expone una primera y única colección de alta joyería.

Entre la gran variedad de piedras preciosas, Coco se decanta por el diamante: «He elegido el diamante porque representa el valor más grande en el volúmen [*sic*] más pequeño» (González 2013). Para la ocasión, crea joyas en forma de estrella, de sol, de constelaciones y de plumas, aligerando los engastes al máximo, abriendo los collares y los anillos y suprimiendo los cierres. Su colección triunfa.

¿SABÍAS QUE...?

El segundo duque de Westminster se mueve dentro del círculo de la aristocracia británica, y es un gran amigo de Winston Churchill (estadista británico, 1874-1965). Gracias a él, Coco Chanel coincide varias veces con el que acabará siendo primer ministro de Gran Bretaña.

LOS AÑOS PROBLEMÁTICOS Y LOS DÍAS GRISES

La guerra de las creadoras: Coco Chanel frente a Elsa Schiaparelli

Desde la Primera Guerra Mundial, el panorama de la moda está dominado únicamente por Coco Chanel. Sin embargo, hacia finales de los años veinte Mademoiselle ve amenazada su posición por Elsa Schiaparelli. Durante más de una década, ambas mujeres luchan en una guerra feroz en la que Coco intentará conservar su título de reina de la moda a cualquier precio, mientras que Schiaparelli intentará arrebatárselo.

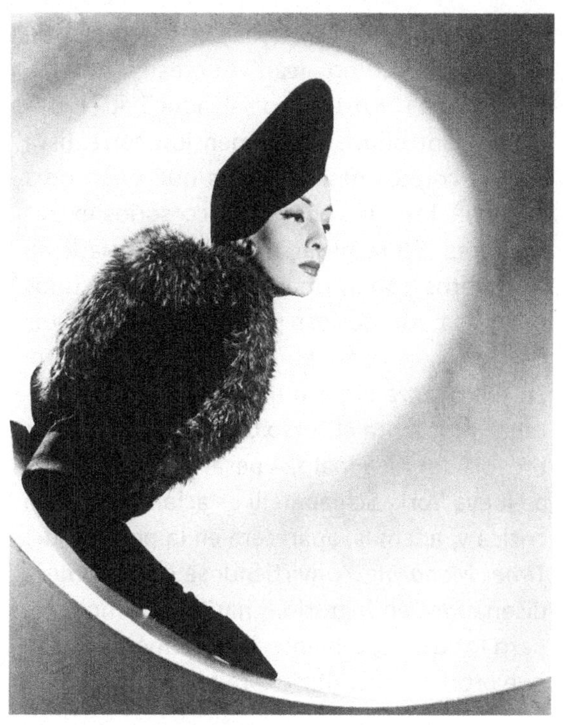

| Helen Bennett (actriz estadounidense, 1911-2001) con una boina Schiaparelli, 1937.

El estilo de las dos diseñadoras difiere significativamente, lo que acentúa aún más la rivalidad entre las dos mujeres. Schiaparelli, que colabora con los mayores artistas de la época —como Jean Cocteau, Alberto Giacometti (1901-1966) o Salvador Dalí (1904-1989)—, introduce una dimensión surrealista en sus colecciones. Mientras que Coco odia los artificios y la ropa y los accesorios extravagantes, Schiaparelli adora la fantasía: crea sombreros con forma de escarpín, vestidos mariposa, zapatos con pelo y se atreve con los colores vivos como el rosa, su color favorito. En 1936, lanza el perfume Shocking, cuya botella representa el torso de una mujer, lo que provoca un escándalo. A pesar de eso, de París a Nueva York, Schiaparelli es aclamada por la crítica y, además, aparecerá en la portada del *Times Magazine*, convirtiéndose en la primera diseñadora en lograrlo. Chanel está molesta, pero los acontecimientos del momento harán que pronto se olvide de esta afrenta.

Las revueltas sociales: Coco frente a las reivindicaciones obreras

En efecto, en abril de 1936, el Frente Popular entra en el Gobierno. Mientras que su programa electoral promete a los trabajadores vacaciones remuneradas y la semana laboral de 40 horas, se declara una huelga general en toda Francia que afectará también a la industria textil. En junio del mismo año, Chanel, que dirige a casi 3500 trabajadoras, descubre piquetes delante de sus talleres. Gabrielle, que sabe lo que es vivir en la pobreza, no puede tolerar que otros vivan en la misma situación. Sin embargo, cree que los salarios que paga ya son más altos que los que los empleados pueden obtener en otros lugares. Entonces, empieza una batalla entre las trabajadoras y Mademoiselle. Aunque en un primer momento Chanel planea despedir a todo aquel que se niegue a aceptar sus condiciones, acaba cediendo, siguiendo el consejo de su abogado y a causa de la presión generada por el lanzamiento de la colección de otoño.

No obstante, tres años después, se dibuja en

el horizonte la amenaza de una guerra de una naturaleza distinta. Bajo la presión alemana, Chanel cierra sus talleres y se retira de la vida pública. En 1940, los alemanes toman París y se apoderan del Ritz. Coco, que se había exiliado en un pequeño pueblo francés después de los bombardeos de la capital, se aburre. Es hora de volver a París.

El lado oscuro de Coco: Dincklage y la colaboración

Durante la ocupación alemana, la vida parisina vuelve a la normalidad en cierto modo: se vuelven a abrir los teatros, los cines y las *boutiques*; se organizan nuevos desfiles de moda; y, además, la élite parisina multiplica sus salidas y sus cenas en restaurantes. En este contexto, Chanel instala sus apartamentos en el Ritz, que se ha convertido en sede de los oficiales de la Wehrmacht (ejército alemán) y en lugar de veraneo de los privilegiados. Allí, Chanel conocerá a Hans Günther von Dincklage —apodado Spatz—, miembro de la embajada alemana en París y espía por cuenta de la Abwehr. Spatz es un hombre encantador y culto, domina el francés y el inglés a la perfección y es distinguido, una característica que Chanel busca en los hombres. Se convierten en amantes.

Durante la relación que mantienen, Dincklage pone a Chanel en contacto con los dignatarios nazis en París y en Berlín. Mediante estos encuentros, Coco desea sobre todo conseguir liberar a su sobrino André Palasse, al que había cuidado tras la muerte de su hermana Julia. André había sido capturado en 1940 en la línea Maginot, y lo habían encarcelado en un campo alemán. Para conseguir que la Abwehr lo ponga en libertad, Chanel deberá realizar labores de espionaje para ella a cambio: a partir de 1941 y con 57 años, Chanel pasa a ser su agente F-7124, nombre en código de Westminster (en referencia a su antiguo amante, el duque).

Con la colaboración con los nazis, Chanel también ve la oportunidad de recuperar la industria de Les Perfums Chanel, de los que solamente posee el 10 %, y de poder acabar con la colaboración que la vincula con Pierre Wertheimer (1892-1982) desde Chanel N.º 5. De hecho, Wertheimer es judío y se ve obligado a exiliarse en los Estados Unidos cuando, en 1943, el Gobierno de Vichy crea una comisión antisemita para identificar a las industrias que están en manos de judíos. Además, Coco aprovecha la coyuntura para recurrir a la comisión, pero será en vano: Les Perfums Chanel seguirán en manos de Wertheimer. Después de librar una batalla jurídica durante varios años, Chanel y Wertheimer acabarán llegando a un acuerdo financiero en 1947: Chanel será indemnizada por los ingresos que ha dejado de percibir y la colaboración de ambos continuará.

En 1943, el Tercer Reich atraviesa un pésimo momento, y algunos dignatarios nazis empiezan a dudar de las posibilidades de que se produzca su victoria, considerando que Alemania debería firmar una paz separada con Gran Bretaña. En ese momento, se planea la Operación Modellhut («sombrero de modelo»), con el objetivo de entregar en secreto una carta para Churchill en la embajada inglesa de Madrid. Para ello, se requerirá la contribución de Coco, cuyo perfil es ideal para la misión, gracias a su antigua relación con el segundo duque de Westminster y a su amistad con Winston Churchill, que en aquel entonces es primer ministro. Para que la operación sea un éxito, Coco contará con la ayuda de una amiga, Vera Bate Lombardi (1883-1948). Sin embargo, Modellhut acaba siendo un fracaso: cuando llegan a Madrid, Lombardi acude a la embajada y denuncia a Chanel, mientras la diseñadora espera resultados en el Ritz. Asimismo, Churchill está muy enfermo, y Coco nunca obtendrá su cita.

En 1944, los Aliados liberan París y Francia. Chanel, acusada de colaboración, es detenida y sometida a un interrogatorio de tres horas tras el que, sin embargo, es puesta en libertad. Probablemente, el hecho de que no la condenen se debe a sus poderosos contactos y a la intervención de Churchill. Aunque queda libre de todo cargo, Mademoiselle prefiere exiliarse en Suiza, donde puede continuar su historia con Spatz.

EL REGRESO A FRANCIA Y LA CONSAGRACIÓN

Coco se aburre en el exilio, y su relación con Spatz acaba de terminar. Por consiguiente, decide que es hora de volver a subir al escenario. Sin embargo, durante su ausencia, la moda ha pasado a estar en manos de Christian Dior (1905-1957) y su New Look. Corsés, ligas, enaguas y otras formas abombadas así como los talles ajustados vuelven a aparecer para gran pesar de Coco, que se había decidido a eliminarlos para liberar a la mujer.

En 1954, a sus 71 años de edad, Chanel regresa a París, vuelve a abrir sus talleres y reconstituye a su personal. Fiel a su credo («Elegancia y simplicidad»), Chanel presenta una colección basada en el movimiento, el minimalismo y el corte recto, imponiendo de nuevo su silueta andrógina. Sin embargo, Coco fracasa por completo: la colección no es bien recibida por el público y los críticos la consideran anticuada y sin imaginación. Sin embargo, Chanel no se viene abajo y prepara una nueva colección.

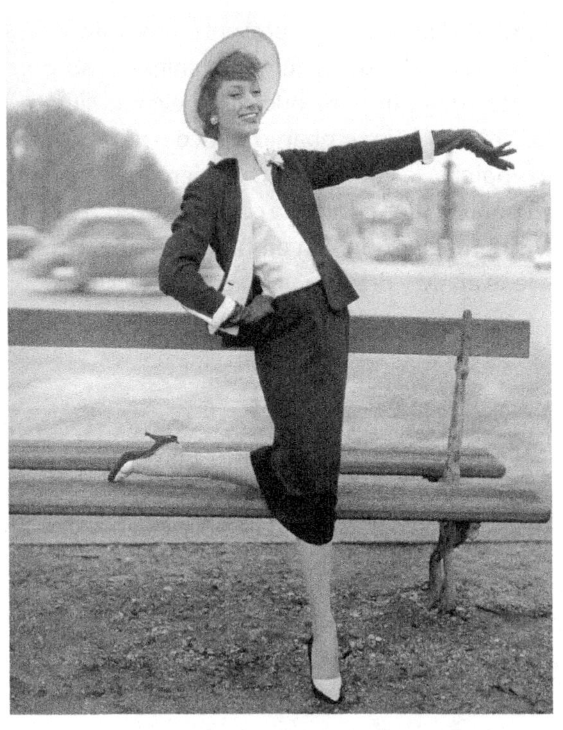

| La modelo francesa Marie-Hélène Arnaud (1934-1986) con un traje chaqueta Chanel en 1957.

En enero de 1955, Coco presenta su famoso traje chaqueta de *tweed*. La parte de arriba, inspirada en la ropa de los hombres, es recta y flexible para facilitar la libertad de movimiento y tiene cuatro bolsillos reales, botones y ojales, así como una fina cadena cosida al forro de seda que le asegura una caída perfecta. La falda cartera llega hasta las rodillas, y el conjunto se completa con una blusa de seda. Aunque la prensa europea se dedica a desdeñar el estilo Chanel, en Estados Unidos la prensa muestra otra opinión: *Vogue US* y *Life Magazine* alaban la colección, y pronto se les suma la prensa del mundo entero. El traje chaqueta de Chanel pronto es adoptado por las principales estrellas de cine y figuras políticas de la época y, en 1957, se produce la consagración de Coco: es galardonada con un Oscar de la moda en Dallas.

<u>¿SABÍAS QUE...?</u>

Jacqueline Kennedy es una de las clientas más fieles de la casa Chanel. En 1963, utiliza un traje chaqueta Chanel para acompañar a su marido, el presidente John Fitzgerald Kennedy, durante una visita preelectoral en Dallas. Pocos minutos después del inicio de la visita, el presidente es asesinado y el precioso traje rosa queda manchado de la sangre de su marido, dejando una imagen que será un símbolo del acontecimiento.

Sin embargo, pronto los acontecimientos de Mayo del 68 y el movimiento *hippie* dominan la moda, y Chanel no puede aceptar ver a la juventud en minifalda y en pantalones vaqueros. Tiránica y cascarrabias, se aísla en su mundo hecho de pruebas y desfiles. El domingo 10 de enero de 1971, Gabrielle Bonheur Chanel se apaga a la edad de 87 años.

LA HERENCIA
DE CHANEL

EL CAMBIO PROFUNDO DE LOS CÓDIGOS ESTILÍSTICOS

En la Belle Époque, la ropa está diseñada por hombres; sin embargo, estos desconocen cómo se mueve el cuerpo femenino y acaban encerrando a las mujeres en corsés, al tiempo que las sobrecargan con muchos accesorios inútiles y con sombreros voluminosos y pesados que les impiden moverse con facilidad. Con el estallido de la guerra, Chanel se da cuenta de que las prendas de la época ya no están adaptadas a la nueva vida activa de las mujeres. En su opinión, la nueva mujer debe estar cómoda mientras realiza sus actividades cotidianas, por lo que modela su silueta haciendo que se desprenda del corsé, acorta las faldas y elimina los accesorios superfluos de sus prendas, ofreciendo una libertad de movimiento completamente innovadora.

Pero Chanel irá todavía más lejos: mezclará los códigos masculinos y femeninos, tomando las prendas más emblemáticas del vestuario masculino y adaptándolas al guardarropa femenino. Así, veremos aparecer varios de sus modelos estrella: el traje de *tweed* y el pijama que puede usarse perfectamente tanto en la playa como durante una velada. Asimismo, Coco es la primera diseñadora que se atreve a usar pantalones y que populariza el pelo corto, dos símbolos que hasta entonces eran muy masculinos.

La moda actual le debe una última evolución estilística a Gabrielle Chanel: al lanzar su vestido negro corto, la diseñadora revoluciona los códigos del color. El negro, que hasta entonces estaba reservado al luto o a las tareas domésticas, se convierte en el color estrella de la elegancia y del refinamiento, que se puede transformar a merced de los accesorios. Sobre esto, Coco declarará que «el negro es el único color que hace destacar a la mujer» (Bott 2006). De por sí, Chanel es la primera estilista que le da una actitud moderna a las mujeres, permitiéndoles jugar con los códigos establecidos.

EL IMPERIO CHANEL Y LA REVO-LUCIÓN DE UNA PROFESIÓN

Haciendo caso omiso de lo que la sociedad considera apropiado para las mujeres de su tiempo, Chanel vive siguiendo sus propias reglas. Después de la Primera Guerra Mundial, ya tiene tres *boutiques* de moda muy rentables que le permiten dejar de ser una mujer mantenida y ser la jefa de su empresa. Se trata de algo inédito en esa época, en la que la mujer veía limitado su papel al de buena madre y buena esposa.

Antes de alcanzar los cincuenta años, Chanel ya está a la cabeza de una empresa que cuenta con 4000 empleados que pueden realizar 28 000 pedidos al año. Cuando muere, deja tras ella un verdadero imperio, y una fortuna personal estimada en cerca de 15 millones de dólares. Hoy en día, la casa Chanel es uno de los mayores grupos del sector del lujo, con alrededor de 180 *boutiques* en todo el mundo. Chanel SA, la filial francesa del grupo con sede en Neuilly, aporta cada año alrededor de dos mil millones de euros, además de los que factura Chanel INC. en los Estados Unidos y Chanel KK en Japón.

La casa debe su éxito a una larga serie de revoluciones e innovaciones que Chanel introduce en el mundo de la moda, y es que mediante la diversificación de las actividades y el público objetivo del diseñador, Gabrielle revoluciona por completo la profesión. Con Chanel N.º 5, Coco introduce el perfume en el mundo de la alta costura, mientras que hasta ese momento era competencia exclusiva del perfumista. La propia fragancia constituye una revolución por sí misma, ya que utiliza procesos químicos innovadores para la época. Consciente del éxito de la misma en Francia, Chanel recurre a la experiencia comercial de los hermanos Wertheimer para el lanzamiento internacional de su producto: de su asociación nace la empresa Les Parfums Chanel, que desarrollará nuevas fragancias.

La empresa Chanel gestiona con gran habilidad sus campañas de comunicación: así, en 1986 el N.º 5 se convierte en el primer perfume que aparece en un anuncio de televisión, que dirige Ridley Scott y cuenta con la presencia de la musa Carole Bouquet. El éxito es tan grande que, a partir de 1954, la marca Chanel se abre a la audiencia masculina con la fragancia Pour monsieur (1955). La polivalente Chanel hace lo propio con los accesorios, abriendo su primer taller de joyería de fantasía en 1924 y, a conti-nuación, creando su primera colección de alta joyería llamada Bijoux de Diamants (joyas de diamantes) en 1932. Estos nuevos productos le ofrecen unos ingresos adicionales que puede reintroducir en las colecciones de alta costura.

En los años sesenta aparece una nueva forma de costura: el *prêt-à-porter*. Responde a un mercado de masas que pide ropa elegante pero que, al mismo tiempo, tenga un bajo coste. Aunque inicialmente Chanel no reconoce esta nueva tendencia, con el tiempo se acabará dando cuenta de su importancia económica. El uso de textiles sintéticos que acaban de llegar al mercado y el control de los progresos técnicos permitirán que la casa Chanel abra sus colecciones a un público más amplio.

La fuerza de Chanel reside en el hecho de que

controla toda la cadena de producción, desde el diseño de los modelos hasta su distribución. Emprendedora revolucionaria, su éxito no solo está basado en la creación de un producto y de su explotación, sino también en el aporte de innovaciones.

EN RESUMEN

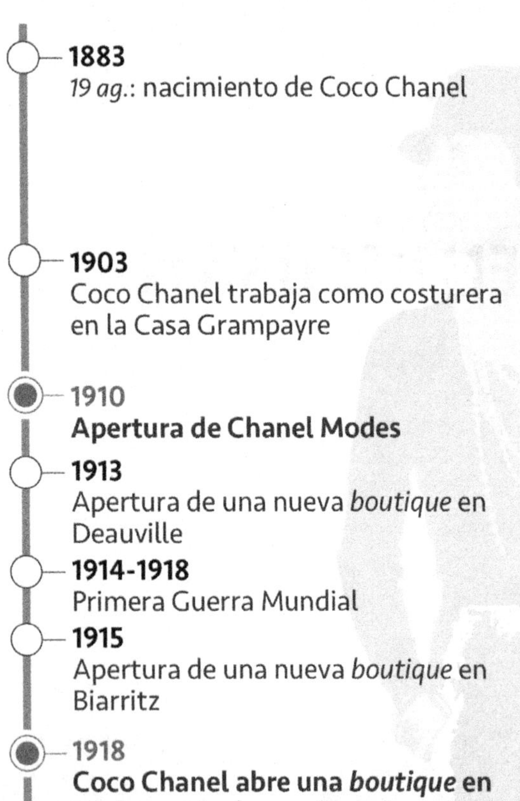

1883
19 ag.: nacimiento de Coco Chanel

1903
Coco Chanel trabaja como costurera en la Casa Grampayre

1910
Apertura de Chanel Modes

1913
Apertura de una nueva *boutique* en Deauville

1914-1918
Primera Guerra Mundial

1915
Apertura de una nueva *boutique* en Biarritz

1918
Coco Chanel abre una *boutique* en París, en el número 31 de la calle Cambon

1921
Coco Chanel lanza su primer perfume, Chanel N.º 5

1924
Coco Chanel saca su primera colección de cosméticos

1926
Coco Chanel presenta el vestido negro corto

1936
Las trabajadoras de Coco Chanel inician una huelga

1939-1945
Segunda Guerra Mundial
Coco Chanel cierra sus talleres y la mayoría de sus *boutiques*

1944
Coco Chanel se exilia en Suiza

1954
Coco Chanel vuelve a París

1955
Coco Chanel lanza su famoso traje chaqueta de *tweed*

1971
10 en.: fallecimiento de Coco Chanel

- Tras la muerte de su madre, Gabrielle Chanel es enviada al orfanato de la abadía cisterciense de Aubazine en Corrèze, donde aprenderá a coser y despertará su inspiración estilística.
- Gabrielle trabaja como costurera en Casa Grampayre, y por las tardes se distrae cantando en la Rotonde. Allí, conoce a Étienne Balsan, con el que empieza una relación. Se muda con él a Royallieu, donde el hombre le hace descubrir el universo ecuestre y la inicia en los rudimentos de la alta sociedad. Para mantenerse ocupada, Chanel confecciona gorros que causarán estupefacción. Boy Capel, un amigo de Balsan, cree en su potencial y le proporciona ayuda financiera para abrir una *boutique* en París.
- Durante la Primera Guerra Mundial, Chanel vuelve a poner de moda el punto y crea una línea de prendas que son simples, cómodas y elegantes a la vez. Las mujeres que se han vuelto activas durante la guerra quedan encantadas y, al final del conflicto,

Coco domina el mercado de la moda. Sin embargo, en 1919 las muertes de Boy y de su hermana Antoinette afectarán mucho a la diseñadora.

• De su encuentro con el gran duque Dimitri Pavlóvich nacen las colecciones con inspiración eslava y el perfume Chanel N.º 5, que Coco crea con la ayuda del perfumista Ernest Beaux, un amigo del duque. Ante el éxito cada vez mayor de este perfume atípico, Chanel se asocia con los hermanos Wertheimer, los directores de los cosméticos Bourjois. Juntos, fundan en 1924 Les Parfums Chanel, de los que Coco solamente poseerá una pequeña parte.

• Igualmente en 1924, Chanel empieza una relación con el segundo duque de Westminster. Inspirándose en los momentos que pasa con él, crea una colección de estilo inglés. En esta época, Chanel también descubre el gusto por las joyas y empieza a trabajar en una colección de alta joyería que presenta al público en 1932. La exposición sobre el tema del diamante es aplaudida por la crítica.

- Ante la inminencia de la Segunda Guerra Mundial, Chanel debe cerrar sus casas de costura. Durante la guerra conoce a Hans Günther von Dincklage, que trabaja como espía y, por necesidad, ella también se convierte en espía para los nazis. En 1943, los dignatarios alemanes, de capa caída, planean la Operación Modellhut: le encargan a Coco que le entregue una propuesta de paz a Churchill. Sin embargo, la operación fracasa y, al final de la guerra, Chanel es detenida. Aunque finalmente queda libre sin cargos, decide exiliarse en Suiza.

- En 1954, Coco vuelve de su exilio, con 71 años. Presenta una nueva colección que choca por completo con el New Look de Christian Dior y que es mal recibida por el público. Sin embargo, Chanel no se rinde y trabaja con ahínco en una nueva colección que, esta vez, será aplaudida por la crítica estadounidense y significará un triunfo para

Coco que, en 1957, verá la recompensa a su trabajo ganando un Oscar de la moda.

- Los años subsiguientes desgastan a Chanel: se vuelve tiránica e irritable, y se aísla cada vez más. Finalmente, muere el 10 de enero de 1971 a la edad de 87 años, tras haber creado su última colección, cuyo desfile ya no podrá ver.

¡Tu opinión nos interesa!
¡Deja un comentario en la página web de tu librería en línea,
y comparte tus favoritos en las redes sociales!

PARA IR MÁS ALLÁ

FUENTES BIBLIOGRÁFICAS

- Baudot, François. 2000. *Chanel: Fine Jewelry*. Nueva York: Universe Publishing.
- Berstein, Serge y Pierre Milza. 1994. *Histoire du XXe siècle. 1900-1945*, tomo 1. París: Hatier/Hachette, colección *Initial*.
- Haedrich, Marcel. 1971. *Coco Chanel secrète*. París: Robert Laffont.
- Madsen, Alex. 1990. *Chanel: a Woman of Her Own*. Nueva York: Henry Holt and Company.
- Mauries, Patrick. 2000. *Les bijoux de Chanel*. París: Thames & Hudson.
- Meyer-Stabley, Bertrand. 2013. *12 couturières qui ont changé l'histoire*. París: Pygmalion, colección *12 Histoires*.
- Morand, Paul. 1976. *L'allure de Chanel*. París: Hermann.
- Vaughan, Hans. 2011. *Sleeping with the Enemy: Coco Chanel's Secret War*. Nueva York: Alfred A. Knopf.
- Wallis, Jeremy. 2002. *Coco Chanel*. Chicago:

Heinemann Library.

FUENTES COMPLEMENTARIAS

- AFP. 2013. "Chanel destapa el secreto de su perfume N.º 5 en una exposición en París". *La Voz de Galicia*. 3 de mayo. Consultado el 3 de marzo de 2017. http://www.lavoz-degalicia.es/noticia/moda/2013/05/03/chanel-destapa-secreto-perfume-n-5-exposicion-paris/0003136760445824830585l.htm
- Bott, Danièle. 2006. "Gabrielle Chanel savait qu'elle allait habiller toutes les femmes du siècle". *Le Journal des femmes*. Mayo. Consultado el 3 de marzo de 2017. http://www.journaldesfemmes.com/luxe/0605-chanel/interview.shtml
- Charle-Roux, Edmonde. 1974. *L'irrégulière ou mon itinéraire Chanel*. París: Grasset.
- Charle-Roux, Edmonde. 1979. *Le temps Chanel*. París: Éditions du Chêne.
- Gidel, Henry. 2002. *Coco Chanel*. París: J'ai

lu.

- González, Flora. 2013. "Diamantes en el firmamento de Coco Chanel". *Vogue*. 28 de enero. Consultado el 3 de marzo de 2017. http://www.vogue.es/moda/tendencias/joyas/articulos/video-documental-sobre-la-primera-coleccion-de-alta-joyeria-de-gabrielle-chanel/17408

- Haedrich, Marcel. 2008. *Coco Chanel. Coco par Chanel*. París: Gutenberg.

- Inside Chanel, "Cronología. 1971", 2017. Consultado el 3 de marzo de 2017. http://inside.chanel.com/es/timeline/1971_may-my-legend-prosper

- Valdés, Violeta. 2016. "80 grandes frases de Coco Chanel para triunfar en la vida". *Vanity Fair*. 19 de agosto. Consultado el 3 de marzo de 2017. http://www.revistavanityfair.es/celebrities/articulos/coco-chanel-grandes-frases-inspiradoras-mujer/22753

- Vilmorin, Louise. 2001. *Mémoire de Coco*. París: J'ai lu.

- Weissman, Elisabeth. 2013. *Coco Chanel*. París: Libretto.

FUENTES ICONOGRÁFICAS

- Retrato de Coco Chanel por Boris Lipnitzki. La imagen reproducida está libre de derechos.
- Retrato de Elsa Schiaparelli por Cecil Beaton, 1928. La imagen reproducida está libre de derechos.
- Retrato de Coco Chanel en las Tullerías por Willy Rizzo, 1957. La imagen reproducida está libre de derechos.
- Foto tomada en las trincheras alemanas, en el frente del Aisne. La imagen reproducida está libre de derechos.
- Joséphine Baker baila charlestón en el Folies-Bergère en 1926. La imagen reproducida está libre de derechos.
- Foto de la explosión nuclear sobre Nagasaki. La imagen reproducida está libre de derechos.

- La abadía de Aubazine. La imagen reproducida está libre de derechos.
- Coco y el gran duque de Rusia. La imagen reproducida está libre de derechos.
- Botella del perfume Chanel N.º 5. La imagen reproducida está libre de derechos.
- Coco Chanel con marinera y pantalón con cinturón, 1928. La imagen reproducida está libre de derechos.
- Helen Bennett (actriz estadounidense, 1911-2001) con una boina Schiaparelli, 1937. La imagen reproducida está libre de derechos.
- La modelo francesa Marie-Hélène Arnaud (1934-1986) con un traje chaqueta Chanel en 1957. La imagen reproducida está libre de derechos.

PELÍCULAS Y DOCUMENTALES

- *Inside Chanel.* Cortometrajes dirigidos por la casa Chanel. Francia.
- *Coco Chanel.* Telefilme dirigido por Christian Duguay, con Shirley MacLaine y

Barbora Bobuloba. Reino Unido, Italia y
Francia: 2008.

- *Coco, de la rebeldía a la leyenda de Chanel.*
  Dirigido por Anne Fontaine, con Audrey
  Tautou, Benoit Poelvoorde y Alessandro
  Nivola. Francia: 2009.
- *Coco Chanel & Igor Stravinsky.* Dirigido por
  Jan Kounen, con Anna Mouglalis y Mads
  Mikkelsen. Francia: 2009.

LITERATURA

- Greenhalgh, Chris. 2002. *Coco and Igor.*
- Karbo, Karen. 2009. *El Evangelio según Coco
  Chanel: lecciones de vida de la mujer más
  elegante del mundo.*

EDIFICIOS CONMEMORATIVOS

- La tumba de Chanel, en el cementerio de
  Bois-de-Vaux, Lausana.
- El apartamento de Chanel, en el número 31
  de la calle Cambon, París.

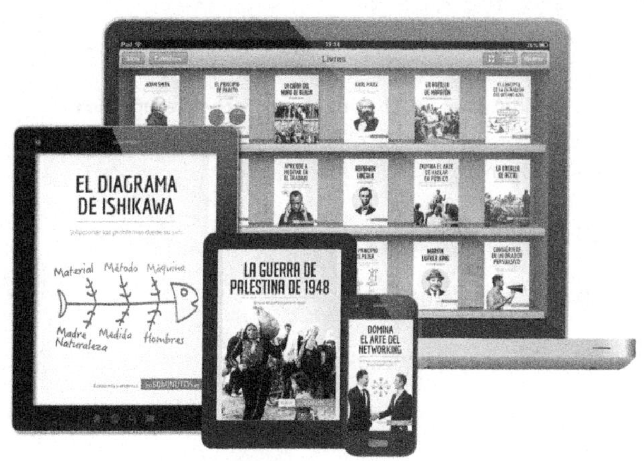

en50MINUTOS.es
Historia
Economía y empresa
Coaching
Book Review
Salud y bienestar
EL DIAGRAMA DE ISHIKAWA
Material Método Máquina
Madre Naturaleza Medida Hombres
LA GUERRA DE PALESTINA DE 1948
DOMINA EL ARTE DEL NETWORKING
¡APRENDER NUNCA ANTES FUE TAN RÁPIDO!
www.en50minutos.es

www.en50Minutos.es

ISBN ebook: 9782806299956

ISBN papel: 9782512007487

Depósito legal: D/2017/12603/110

Cubierta: © Primento

Libro realizado por Primento, *el socio digital de los editores*

Made in the USA
Monee, IL
07 July 2026

56544677R00049